JN062395

上質な睡眠のための
小さな本

ネリーナ・ラムラカン 著

プレジデント社

THE LITTLE BOOK OF SLEEP
by Nerina Ramlakhan
First published in Great Britain in 2018 by Gaia Books,
a division of Octopus Publishing Group Ltd,
Carmelite House
50 Victoria Embankment, London EC4Y 0DZ
www.octopusbooks.co.uk
Text copyright © Nerina Ramlakhan 2018
Design, layout and illustrations copyright © Octopus Publishing Group Ltd 2018
All rights reserved.
Nerina Ramlakhan asserts the moral right
to be identified as the author of this work.

Japanese translation published by arrangement
with Octopus Publishing Group Limited through
The English Agency (Japan) Ltd.

Contents

はじめに

> 睡眠とは、健康とわたしたちの
> 体を結びつける黄金の鎖である
> ──トーマス・デッカー

　夜によく眠れることほど、幸せなことはありません。すっきりした気分で気持ちよく目覚められると、その日1日が楽しみになります。

　不眠症の歴史は、遠い祖先の時代までさかのぼります。わたしたちの祖先は、洞穴のなかや地面に敷いた葉っぱの上で眠っていました。7〜8時間寝るだけでも危険な世界で暮らしていたのです。もし彼らがそんなに長く睡眠をとっていたら、いまごろ人類は絶滅していたかもしれません。いまでも気を抜けない状況にあったり仕事が忙しかったりするときは眠れないこともありますが、短期間であればなんとか乗り切れるようにわたしたちの体はできているのです。

　しかしながら何日も眠れない日が続くと心身が蝕まれます。わたしたちの人生の3分の1は睡眠に費やされますが、実際にそれだけ眠る必要があるのです。生活のリ

ズムが速い現代社会では、テクノロジーがさまざまなことを簡単にしてくれるはずでしたが、逆により多くの時間とエネルギーを奪っています。「やることリスト」はどんどん長くなり、息抜きや休息の時間がなくなっています。その結果、睡眠剤の服用が近年劇的に増えました。多くの人が極度の疲労によって苦しみ、衰弱し、精神的に病んでいるのです。全米医学アカデミーによると、5000万から7000万人のアメリカ人が睡眠障害や不眠の問題を抱えているといいます。いまほど睡眠によって心身のバランスを取り戻し、日々の忙しさから逃れて癒やしを得る必要がある時代はこれまでになかったといえるでしょう。

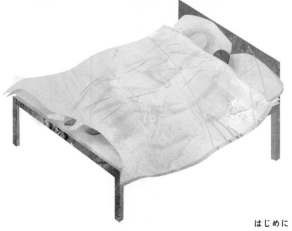

よい眠りとは何か？

　よい眠りとは何でしょうか。睡眠時間は長ければいいというものではありません。適切な種類の、質の高い睡眠が大切なのです。

　サンスクリット語に「サトヴィック」という言葉があります。サトヴィックは、どこで目覚めてもさわやかな気分で、活力にあふれ、その日1日が楽しみになるような睡眠を表す言葉です。このような眠りは、自分だけでなく周りの人までも癒やしてくれます。あなたが笑顔で目覚められれば、そのプラスのエネルギーが周囲に伝わり、あなたの愛する人、通勤途上ですれ違う人、仕事仲間、取引先、あなたの仕事や人生そのものにもよい影響を与えるでしょう。

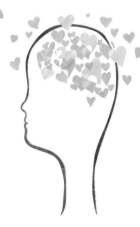

深い眠りの最中、わたしたちの体のなかでは、さまざまな再生が行われています。

● **体**：1日を過ごすのに必要なエネルギーや活力とともに目覚めることができます。体が修復され免疫システムが強化されます。

● **感情**：勇気と寛容の気持ちを持って他者に向き合い、避けることのできない人生の浮き沈みにも対処できます。

● **精神**：Eメールの受信ボックスがあふれかえり、常にテクノロジーに追い立てられていても、頭はすっきりと片付けられ、創造的で集中できる状態にあります。すっきりとした頭で作業に集中できます。

● **心**：自分にとって本当に大切なものを見つけ、人生に意味や情熱、刺激を感じて生きることができます。

サトヴィック睡眠は「最高の自分」になるための力を与えてくれます。最高の状態で、意味と目的を持った人生を送ることができるのです。

生まれながらの能力

　睡眠は生命のサイクルの一部です。豊かな実りのために
には、畑にも休耕が必要です。日々の眠りだけでなく冬
眠を必要とする動物もいます。そのため、研究者たちは
長年にわたって、植物の昼と夜の生活サイクルを研究し
てきました。

　18世紀のスウェーデンの博物学者、カール・リンネ
は、暗い地下室で花が咲いたりしぼんだりするさまを観
察しました。また19世紀の自
然科学者、チャールズ・
ダーウィンは、一晩における植物の
葉と茎の動きを記録し、それを「植
物の眠り」と呼びました。最近では、
オーストリア、フィンランド、ハン
ガリーの科学者たちが精巧な赤外線スキャ
ナーを使って、木が眠っている写真を撮るこ
とに成功しました（実際の映像は学術誌 The
Frontiers in Plant Science のウェブサイト
で見ることができます）。その結果、すべての
木が夜間はだらりとしおれていることがわか

りました。高さが約5メートルの木の場合、葉の位置が10センチも変わるというのです。

　こうした自然の変動は、わたしたちのDNAにも刻まれています。それは、時間の効果、とりわけ体内時計のリズムが生物に与える影響を研究する「クロノバイオロジー」と呼ばれる生物学の分野でも長らく研究されてきました。自然界はすべて、エネルギーの消費と休息のリズムに従って動いているのです。

　睡眠は、生き物本来の能力であり、昼と夜の周期、季節の移り変わり、月の満ち欠け、潮の干満などの自然のリズムと密接に関連しています。しかし、今日の忙しい生活習慣や絶え間なくわたしたちの脳を刺激する膨大な量の情報によって、わたしたちは生まれながらの能力を失いつつあります。サトヴィック睡眠を手に入れるには、まずこのことに気づかなくてはなりません。

　睡眠について長く悩んでいる人のなかには、自然の眠りを取り戻すことなど至難の業だと感じる人もいるかもしれません。でも、それが可能であることはわたしが保証します。必要なのはきっかけだけです。

深く生き、深く眠ろう

　もし、自然界のすべてのものが眠るのなら、なぜ人間だけに難しく感じられるのでしょうか。わたしたちがこれほどまでに本来の自分自身とつながれなくなってしまったのは、なぜなのでしょうか。

　誰でも簡単に使える電子機器は魅力的ですが、それはときとして健康や睡眠を阻害し、活力を奪うだけでなく、人間関係にまで悪い影響を及ぼします。問題はテクノロジーそのものにあるわけではなく、わたしたちがそれをどう使いこなすかにあります。わたしたちは人生の表層的な部分にとらわれすぎるあまり、体が本来持っている癒やしのリズムや知恵に気づけなくなっています。

　深く眠るには、深く生きる必要があります。それは自分自身の内なる静けさと再びつながる必要があることを意味しています。時間に追われる生活のなかで内面的な平和とよりどころを求める人が増えるにつれて西洋でもヨガやマインドフルネスなどの人気が高まっているのも不思議ではありません。

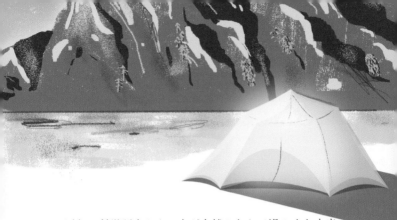

　近年の科学研究から、人が自然のなかで過ごすと本来の睡眠リズムを取り戻し、それによって睡眠の質が劇的に改善されうることがわかっています。アメリカのコロラド大学ボルダー校の研究者であるケネス・ライトは、2013年に「人間の体内時計の自然な明暗サイクルへの同調」と題する研究を行いました。ライトは、人間の体内時計が自然の光によってどうやって変化するのかを研究するために、研究対象者に1週間のサマー・キャンプに参加してもらい、電灯を使わず自然光だけの生活で体内時計がどのように変わるかを調べました。そして、そのキャンプの前後に対象者たちのメラトニン（睡眠ホルモン）の数値を測ったところ、現代社会で暮らす彼らの体内時計が2時間も遅れていることがわかりました。彼らは自然のなかで1週間過ごすことによって、体内時計を本来の時間に戻すことに成功したのです。

わたしと睡眠

　わたしは人々の睡眠改善に熱心に取り組んでいますが、じつはわたし自身、睡眠障害を抱えていた時期がありました。生後6カ月のとき、母は、不眠からわたしを救ってくれる医師を次から次へと探しまわったそうです。とても落ち着きのない赤ちゃんでした。その落ち着きのなさは30歳代まで続き、ついに病を患いました。そのときすでに神経生理学の博士号を取得していましたが、病気をきっかけに、わたしは睡眠についてさらに学ぼうと決心したのです。

　まず、睡眠について人々に広く教えるために大企業に就職しました。そして10年以上にわたって精神科のクリニックで深い睡眠を必要としている重度の患者を診ました。サッカー選手や学生、ストレスのたまった母親から著名人まで、あらゆる人と仕事をしました。さまざまな睡眠障害を解決するために25年も費やしたのです。さらに深い知識を得るべく、わたしは中国伝統医学やアーユルヴェーダといった東洋医学も徹底的に調べはじめました。

そして、西洋医学から学んだことをこれらの伝統的な東洋医学と合体させることによって、より包括的な観点から睡眠に悩みを抱えている人（わたし自身も含めて）により深く眠って元気を取り戻してもらう方法を築いていったのです。

　睡眠は意思のコントロールを放棄する行為です。それは信頼と信仰の証しでもあります。深い眠りは、心から安心を感じたときに得られるものです。バプテスト教会の牧師であるリン・キャスティール・ハーパーは次のように言っています。「わたしたちの体の要求を神による聖なる設計の一部として尊重することを学ぶこと、それが魂の働きです」。わたしの睡眠の研究は、深い魂の働きなのです。

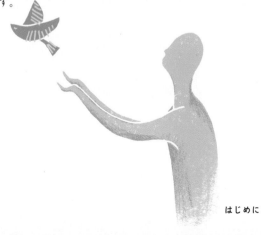

第 1 章

眠りのメカニズム

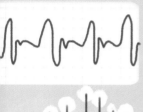

深く眠っていても魂は働いており、
世界の役に立っている
——ヘラクレイトス

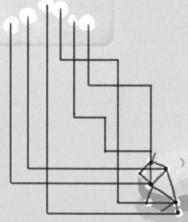

眠りを測る

　わたしたちはなぜ眠るのでしょうか。わたしたちが眠っているとき、体には何が起こっているのでしょうか。睡眠研究者たちは、長年こうした質問の答えを探しつづけてきました。睡眠測定は通常、睡眠検査室で実施され、研究対象者の頭に電極を取り付けて睡眠ポリグラフと呼ばれる検査を行い、次の3つを測定します。

● 脳の電流の変化を脳波（EEG）として記録し、睡眠のさまざまな段階を判定します。

● 筋肉の活動を筋電図（EMG）として測定します。筋緊張は睡眠の段階によって異なります。

● 睡眠時の目の動きを眼電図（EOG）として記録し、レム（REM）睡眠を特定します。レム睡眠のあいだ眼球は特徴的な動きを示し、夢を見ます。

睡眠サイクル

　眠りは、超日周期と呼ばれる約90分の周期で繰り返されます。わたしたちのエネルギーレベルはこの周期によって1日中変動しているため、エネルギーにあふれて覚醒している時間もあれば、エネルギーレベルが下がって昼寝でもしたいなと感じるときもあります。各90分は5つの段階で構成されています。第1段階と第2段階は浅い眠り、第3段階と第4段階は深い眠り、そして第5段階は突然現れる10〜15分ほどのレム睡眠です。

　眠っているあいだ、夢で見ていることをそのまま実行しないように筋肉は硬直しています。では、なぜ夢を見るのでしょうか。ある説では、1日の情報を統合して目覚めた瞬間からはっきりした意識を持てるようにするた

めだといわれています。わたしたちの脳は、1日を通してさまざまな情報でいっぱいになります。その情報の仕分けや並び替えは、脳の認知機能を最適化するのに必要不可欠なのです。

眠気のスイッチ

太陽が沈み、周囲の光のレベルが200ルクスを下回ると、わたしたちの脳の松果体に信号が送られ、メラトニンの生成スイッチが入り、眠気を感じはじめます。松果体のコントロールセンターは「概日時計」と呼ばれ、体内のすべての細胞の複雑な機能を調節しています。そのため、タイムゾーンを越えると時差ぼけが起こるのです（92ページを参照）。

眠くてたまらなくなるのは「睡眠ドライブ」と呼ばれる現象のせいです。1日を通じて睡眠欲求は高まっていき、それが一定の値に達すると眠らずにはいられなくなります。へとへとに疲れきっているとき、わたしたちは目を開けたままで1〜2秒のマイクロスリープに陥ることさえあります。逆に遅い時間に長すぎる昼寝をとってしまうと睡眠ドライブの働きが低下してしまうので、夜の睡眠が妨げられることもあります。

「分割睡眠」のなごり

　眠りのメカニズムを考えるもう1つのアプローチとして、わたしたちの祖先の睡眠パターンの研究も行われています。研究者たちは、イギリスの産業革命以前の人々が「1つめの睡眠」と「2つめの睡眠」と呼ばれる2つのサイクルで眠っていたことを歴史的文献から導き出しました。

　1サイクルは約4時間の長さで、2つのサイクルの間は2〜3時間空くので当時の人たちはその間に話したり、本を読んだり、祈ったり、スキンシップをとったりとさまざまな活動をしていました。また、疲れを癒やすために日中は昼寝をしていた可能性もあるそうです。

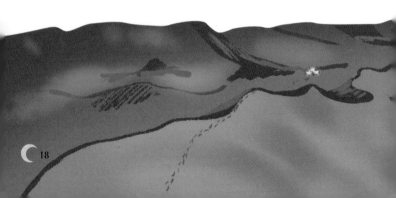

これは「分割睡眠」と呼ばれているものです。わたしたちがしばしば午前2時〜3時といった夜中に目が冴えてしまうのは、この睡眠パターンのなごりです。実際に、多くの精力的なクリエイターがこの時間にすばらしい仕事をすることが知られています。睡眠や休息がとても貴重なものとなり、より効率的に休む方法が模索されている今日では、「分割睡眠」は過去のものとなってしまいました。現代人の多くは、深夜に目が覚めるのではないかという不安を感じています。そして実際に目が覚めてしまうとその不安のせいで再び眠りに戻れなくなってしまうのです。

　夜遅くには手に負えないと感じる問題も、明るい日の光のなかで改めて向き合うとそれほどでもないように思えたりするものです。このことを知っているだけで、夜中に目が覚めてしまったとき、不安の悪循環に陥りにくくなるでしょう。

東洋の知恵

　これまでご紹介してきたような睡眠研究によって睡眠についての科学的な理解は深まりましたが、この知識が何千年にもわたって探求されてきた古代の文化と融合したとき、はじめて睡眠の効果やその驚くべき癒やしの力の全体像を描くことができます。

　深い眠りには神のエネルギーの源とのつながりをもたらす精神的な効果があると伝えている文化もあります。たしかによく眠れない人が気力をなくし、「生きる喜び」を失っていくという現象は実際に見られることです。

中国伝統医学（中医）

　遠い昔、中医によって体内時計が発見されました。この時計は、エネルギーがわたしたちの体内を移動しながらさまざまな臓器の機能を回復させる様子を示しています。体内時計の夜の部分を見ると（右ページを参照）、睡眠の周期と時間帯が重要である理由がよくわかります。もっとも健康な状態を維持するためには、特定の時間に就寝・起床する必要があるのです。

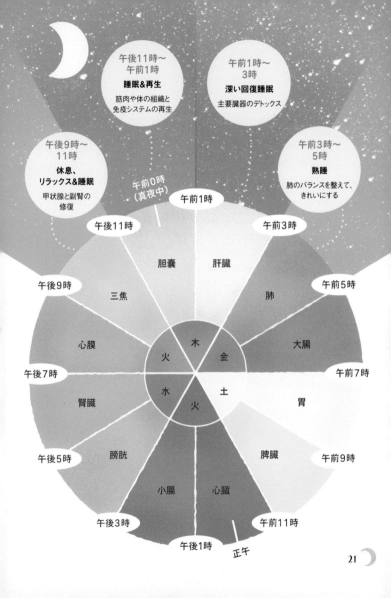

午後11時～
午前1時
睡眠&再生
筋肉や体の組織と
免疫システムの再生

午前1時～
3時
深い回復睡眠
主要臓器のデトックス

午後9時～
11時
**休息、
リラックス&睡眠**
甲状腺と副腎の
修復

午前3時～
5時
熟睡
肺のバランスを整えて、
きれいにする

午前0時
（真夜中）

午前1時

午後11時

午前3時

午後9時

午前5時

胆嚢

肝臓

三焦

肺

心膜

大腸

午後7時

午前7時

木

金

火

腎臓

水

土

胃

火

午後5時

膀胱

脾臓

午前9時

小腸

心臓

午後3時

午前11時

午後1時

正午

21

わたしは何年にもわたって研究を続けてきたおかげで、眠れないときにわたしたちの感情と精神に体内で何が起こっているのかがはっきりとわかるようになりました。それは中医の理論と一致していて、質のよい睡眠を適切な長さでとり、よい睡眠習慣を身につけることが重要だという点に尽きます。しかるべき時間に必要な睡眠をとらない生活を続けていると、体も心もバランスを崩します。

　ぐっすり眠るうえでもっとも重要なことをまとめると、以下のようになります。

● 睡眠のための準備をする

　午後9時から11時のあいだに就寝または休息をとると、ぐっすり眠ることができます。このあいだに副腎と甲状腺のバランスが整えられ、代謝機能の休息とリセットが行われます。

● ストレスホルモンの平準化

　午後9時から11時のあいだにはまた、交感神経系と副交感神経系のバランスが整えられ、アドレナリン、ノルアドレナリン、コルチゾールの数値が低下します。日中に蓄積したストレスが平準化されるのもこの時間帯です。

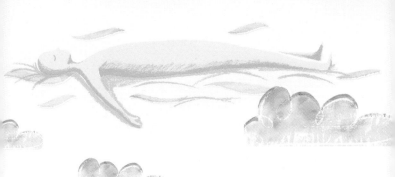

また、このあいだに脳がたまった情報を整理するため、翌朝、頭がすっきり、はっきりした状態で目を覚ますことができます。

●午前1時から3時のあいだに深く眠る

この時間帯の睡眠は、心、体、精神を癒やす最大の効果があります。中医では、この時間を「肝臓時間」と呼んでいます。肝臓が血液をろ過して浄化し、「気（生命力）」が補充されるためです。恐怖や怒りといった感情が和らぐ時間帯でもあります。

●体を浄化するための時間をとる

午前3時から5時のあいだ、肺は老廃物を放出します。そのため、喫煙者のなかには咳込む人もいます。不安や悲しみの感情が和らぐ時間帯でもあります。

インド科学のアーユルヴェーダ

　生きるための知恵として知られているアーユルヴェーダは、バランスの悪い睡眠のもたらす害についてさまざまなことを教えてくれます。アーユルヴェーダとは、5000年以上前にインドの僧侶たちがそれまでになかった健康法を求めることから始まったホリスティック科学（全体論的科学）のことです。彼らは、健康を極めれば、肉体的にだけでなく精神的にも成長できると信じていました。そして、すべての研究成果と有益な助言を古代サンスクリット語で『リグヴェーダ』などの書物に記録し、次世代の人々のために残しました。

　サンスクリット語の「サトヴィック」という言葉は、アーユルヴェーダの科学において自然界の３つの性質（グナ）のうちの１つを意味する「サットヴァ」という単語に由来しています。３つのグナを紹介しましょう。

● **サットヴァ**：「存在する」という意味の「サット」から派生した言葉。何もすることがなく、深く平和で安らかな、究極のバランスがとれた状態を表します。

- **ラジャス**：「光る」という意味の「ラージ」から派生した言葉。活動的に動き回っている状態で、精神が過度に活性化しがちです。

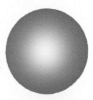

- **タマス**：「滅びる」という意味の「タム」から派生した言葉。重く、鈍く、無気力で停滞している状態で、精神の活動が不活発になりがちです。

　人生の課題に対する解決策を見つけるために明晰に、冷静に、そして創造的な思考を働かせるためには、3つのグナのバランスをとることが必要です。ラジャスのエネルギーはその解決策を行動に移すことを可能にし、タマスのエネルギーは困難を乗り越えたときに減速し、活動を終わらせる働きがあります。

　ラジャスの要素が強い現代社会では、バランスのよい眠りをとることは難しく、ラジャスとタマスの極端な状態を行ったり来たりしていると多くの人が感じています。つまり、過剰な活動や過剰な刺激、リラックスできない状態でありながら、慢性的疲労と病気に悩まされていま

す。まさに「疲れている
のに興奮状態」にあるの
です。

　深い眠りのサトヴィック睡眠には若返りの効果がある
一方で、ラジャス睡眠は断続的で、そのなかでわたした
ちは夢を見たり、考えごとをしたり、寝言を言ったり、
ときには歌を歌ったりして頻繁に目が覚め、落ち着かな
い気持ちになります。タマス睡眠は気を失ったかのよう
な非常に深い眠りで過剰睡眠にもつなが
ります。それだけ眠っているのに寝覚め
は悪く疲れは残ったままで、さらに眠り
たいと欲します。タマスの不均衡は、絶
望感やうつを誘発することもあります。

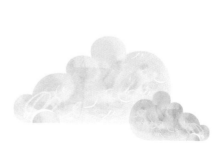

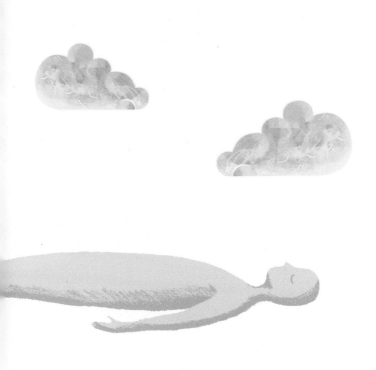

第 2 章

なぜ眠れないのか？

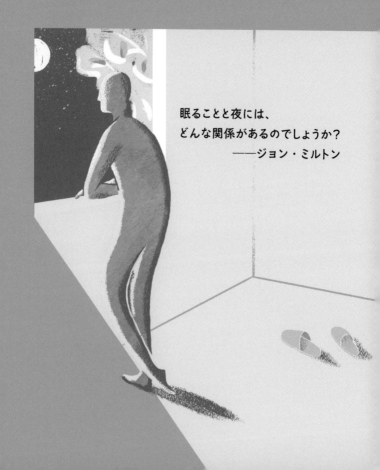

眠ることと夜には、
どんな関係があるのでしょうか？
——ジョン・ミルトン

さまざまな睡眠障害

睡眠についての一般的な問題を整理してみましょう。

● 眠りにつくのが難しい（睡眠開始の問題）
● 眠り続けるのが難しい（睡眠維持の問題）
● 寝すぎと目覚めたときの疲れ（過眠症）
● 悪夢、夢遊病、寝言、歯ぎしりなどの睡眠時随伴症
● むずむず脚症候群
● いびきと睡眠時無呼吸症候群

　これらに加えて、わたしは「眠らなくても大丈夫症候群」という睡眠障害を特定しました。一般的にはあまり認識されていませんが、眠る必要がないと感じている人はたくさんいます。そんな人たちにとって、眠ることは日々の生活のなかで優先度が低く、休むことは贅沢であり、弱さのしるしであるとすら感じられます。イギリスのオックスフォード大学の研究者は、これを「睡眠の傲慢」と表現しました。本能的欲求と体内時計に逆らい、ぎりぎりまでがんばることで、仕事を片付けるというメンタリティです。

日曜日の夜症候群

かつてわたしは、有名なサッカー選手と仕事をしたことがあります。彼は、大きな試合の前に眠れないかもしれないという不安に悩まされていました。彼がもっとも懸念していたのは、試合前にきちんと眠らないと翌日に最高のパフォーマンスができないのではないかということでした。

誰でも彼と同じような不安を感じたことがあると思います。試験や大事な面接、あるいは結婚式の前夜などは往々にしてこうした気持ちになるものです。

いわゆる「日曜日の夜症候群」です。毎週日曜日の夜になると、「来週は忙しい1週間になるから眠らないと」と思って不安にかられるのです。これは猿が頭の中を飛び回っているような集中できない状態という意味から「モンキーマインド」と呼ばれ、いくつかの慢性的な睡眠障害を引き起こす原因にもなります。眠れないことへの恐怖が、かえって睡眠の妨げになるのです。

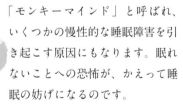
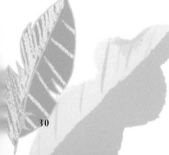

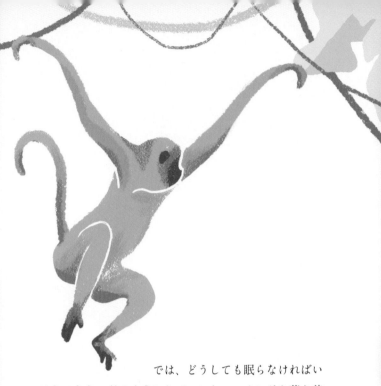

　では、どうしても眠らなければい
けないとき、どのようにしてモンキーマインドを落ち着
かせたらいいのでしょうか。まず、「眠らないととんでも
ないことになってしまう」という思い込みは捨てましょ
う。睡眠はわたしたちにとって必要不可欠なものであり、
何日も続けて睡眠をとらないと不健康になり、気分も落
ち込みます。でもじつはわたしたちの体は眠れないとき
の対処法もちゃんと知っているのです。

あまり深刻にならない

わたしたちのエネルギーは、質のよい睡眠だけに由来するものではありません。食事、運動、呼吸、人間関係、思考の仕方や意識の持ち方なども関係しています。もっとも重要な側面は、自分の心と精神への栄養補給です。恋に落ちたとき、新しい仕事やプロジェクトにワクワクしたときのことを思い浮かべてみてください。興奮して眠れなくても大丈夫などころか、活力にあふれて幸福感を感じたことでしょう。また、試験や面接の前日によく眠れなかったにもかかわらず、うまくいったという経験もあるでしょう。

この話を聞いたサッカー選手は、睡眠に対する考えを改めました。彼は眠れなくても翌日大丈夫などころか、絶好調なときすらあることに気づきました。そして驚く

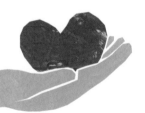

べきことに、翌日からとても元気になったのです。考え方を変えたとたん、眠りも変わりました。いまでは、大きな試合の前日でもよく眠れるようになったそうです。

睡眠についてあまり深刻に考えないことも大切です。そもそも睡眠は意思のコントロールを放棄する行為なのです。こだわりを手放し、自分の内なる力を信じてあげましょう。

モンキーマインドがあなたの睡眠を妨げているときの解決方法を紹介します。

● 夜中に目が覚めるのは自然なことだと思いましょう。
● 目を開けたままでも眠ることはできます。本を読んだりテレビを見たりしている間にも自覚しているよりも眠っているかもしれません。
● ときどき眠れなくなるのは誰にでもあることです。

さあ、心配をするのはやめて、肩の力を抜き、眉間や顎をリラックスさせ、息を大きく吸って……吐き出しましょう。

自分を信じるのです。

そして、休んでください。

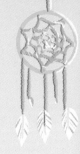

第 3 章

眠りにもタイプがある

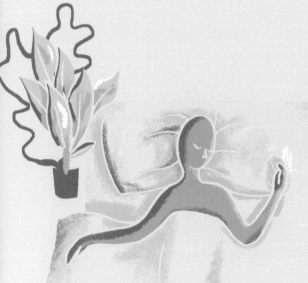

早寝早起きは、
健康、富裕、賢明のもとである
——ベンジャミン・フランクリン

あなたと睡眠の関係

　わたしたちは一人ひとり、睡眠と独自の関係を築いています。あなたはどうでしょうか。

● あなたの睡眠との関係は？

● あなたは何時に寝たいですか？

● あなたはベッドのどちら側で寝たいですか？

● 寝る前にしたいことはなんですか。それによってよく
　眠れるようになりますか？

● 眠ることを楽しんでいますか？

● 睡眠を最優先事項だと思っていますか。それとも日々
　の贅沢──ほかに何もすることがないときのひまつぶ
　し──だと思っていますか？

● あなたは床に就くのが怖いですか？

● ぐっすり眠るためにするべきことをわかっていますか？

あなたはどのタイプ？

　睡眠の好みや傾向を調べる方法のひとつに「クロノタイプ」があります。クロノタイプに注目することによって、あなたが朝型か夜型か、そしてあなたの睡眠が1日のエネルギーリズムにどのように影響を与えているかがわかります。クロノタイプの違いは遺伝子の違いからくるともいわれていますが、子どものころからの生活習慣やどんなライフスタイルを選ぶかにも多分に影響されるとわたしは考えています。

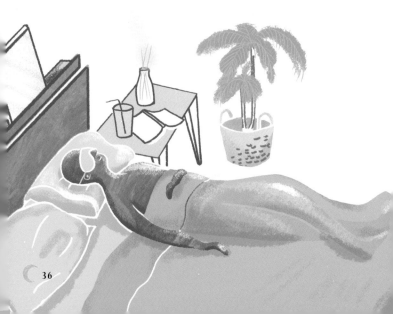

「センシティブ・スリーパー」と
「マティーニ・スリーパー」

　20年以上にわたってさまざまな眠りを研究するなかで、わたしは睡眠のタイプを2つに分類しました。「センシティブ・スリーパー」と「マティーニ・スリーパー」です。この分類は、睡眠のパターンだけでなく、自分自身がどんな人間であるかについて知るためにも役立ちます。

　もし、あなたがセンシティブ・スリーパーなら、きっとささいな物音でもすぐに目を覚ましてしまうでしょう。視覚や聴覚や嗅覚が敏感なのかもしれません。就寝前にテレビを見たり、本を読んだり、誰かと話したりすることは、寝つきや眠りの深さ、さらには夢にもよくない影響を及ぼす可能性があります。通常、センシティブ・スリーパーは自分のベッドの決まった位置で眠ることを好みます。お気に入りの枕を旅行に持っていくようなタイプの人です。

　センシティブ・スリーパーは共感能力がとても高く、他人の気持ちがわかる人です。その一方で、馴染みのない環境ではびくびくして不安を感じがちです。また、他

人の悲しみや痛みを人一倍感じてしまい、日々の心配ご
とをなかなか手放すことができません。心配ごとを抱え
たまま眠るのが苦手で、落ち着きと心の平安を感じてい
ないと安眠できません。

　逆に、マティーニ・スリーパーは「いつでも、どこで
も、どんな場所でも」眠ることができます。これは、1970
年代にカクテルのマティーニの広告で使われた言葉です。
マティーニ・スリーパーは睡眠に関するあれこれをすべ
て理解しているわけではありません。ただ眠るだけです。
ただし、寝坊や過眠症に陥りやすく、目覚めはあまりよ
くありません。

　この2つの分類は固定されているわけではな
く、今後、変化することもあります。生活パ
ターンが大きく変わったりするとそれがきっか
けで、マティーニ・スリーパーがセンシティ
ブ・スリーパーになることもあります。センシ
ティブ・スリーパーは自分自身の内面や生き方
について理解することで、マティーニ・スリー
パーのように睡眠と気軽につきあえるようにな
るでしょう。睡眠のタイプは、環境によっても

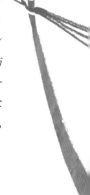

変わっていくもので
す。たとえば平日は
よく眠れるのに、日
曜日の夜にだけ眠れ
なくなってしまう人
がいます（30ページを参照）。日々の生活のスピード、騒音、
照明、テクノロジーからの絶え間ない要求や過剰な刺激
によって、現代人の多くは、センシティブ・スリーパー
になりつつあるのです。

アーユルヴェーダの視点

　中国伝統医学（20ページを参照）と同じくアーユルヴェーダ（24ページを参照）では、すべての人は個性を持っていて、誰にでも効く不眠の解決策はないと考えられています。アーユルヴェーダによると、人はみな、独自の生理・心理機能を持つ3つのドーシャ（エネルギー）の組み合わせで構成されています。

3つのドーシャ

- **ヴァータ（風）**：心拍、循環、呼吸、まばたきなどの活動に関連する「空気」のエネルギー

- **ピッタ（火）**：消化、吸収、栄養、体温などの代謝に関連する「火」のエネルギー

- **カパ（水）**：体内の水分バランス、肌の潤い、免疫システムなどの成長に関連する「水」のエネルギー

郵便はがき

１０２８６４１

おそれいりますが
63円切手を
お貼りください。

東京都千代田区平河町2-16-1
平河町森タワー13階

プレジデント社

書籍編集部 行

フリガナ		生年（西暦）	
			年
氏　　　名		男・女	歳
住　　　所	〒		
	TEL　　　（　　　　　）		
メールアドレス			
職業または 学　校　名			

　ご記入いただいた個人情報につきましては、アンケート集計、事務連絡や弊社サービスに関する
お知らせに利用させていただきます。法令に基づく場合を除き、ご本人の同意を得ることなく他に
利用または提供することはありません。個人情報の開示・訂正・削除等についてはお客様相談
窓口までお問い合わせください。以上にご同意の上、ご送付ください。
＜お客様相談窓口＞経営企画本部 TEL03-3237-3731
株式会社プレジデント社　個人情報保護管理者　経営企画本部長

この度はご購読ありがとうございます。アンケートにご協力ください。

本のタイトル

●ご購入のきっかけは何ですか?(○をお付けください。複数回答可)

1 タイトル　　2 著者　　3 内容・テーマ　　4 帯のコピー
5 デザイン　　6 人の勧め　7 インターネット
8 新聞・雑誌の広告（紙・誌名　　　　　　　　　　　　　　　）
9 新聞・雑誌の書評や記事（紙・誌名　　　　　　　　　　　　）
10 その他（　　　　　　　　　　　　　　　　　　　　　　　）

●本書を購入した書店をお教えください。

書店名／　　　　　　　　　　　　　（所在地　　　　　　　　　）

●本書のご感想やご意見をお聞かせください。

●最近面白かった本、あるいは座右の一冊があればお教えください。

●今後お読みになりたいテーマや著者など、自由にお書きください。

どうもありがとうございました。

ドーシャの不均衡は、体の病気だけでなく、睡眠障害も引き起こします。3つのエネルギーに偏りがあると、どのような睡眠になるでしょうか。

ヴァータ	考えすぎてなかなか眠りにつくことができなかったり、眠りを継続することができなかったり、その両方だったりします。疲れていても興奮状態にあり、その日うまくいかなかったことなどを思いかえしては考えるのをやめられないため、眠りは浅く切れ切れで、起きたときぐったりしています。
ピッタ	眠りにつくことはできますが、早い時間に目が覚めると再び眠りに戻ることができません。ストレスやトラウマを抱えている人は、ピッタの要素が強い傾向にあります。
カパ	寝坊または過眠症に陥りやすく、長く深い眠りのあとも、目覚めはよくありません。やる気が出ずぼんやりした感じが1日続きます。

タイプ別のおすすめ睡眠法

- **ヴァータ**：夜、精神を刺激するようなことは避けてください。リラックスできるルーティンが重要です。心を鎮めるために、早め（午後9時30分ごろ）に就寝することを目指してください。ヴァータの要素を落ち着かせるために、悩みごとを手放すように心がけましょう。

- **ピッタ**：寝室を涼しく保ってください。枕にユーカリオイルなどを振りかけるといいでしょう。就寝前の競技をともなう運動は避けてください。夜間は辛い食べ物を避け、カフェインとアルコールの摂取を最小限に抑えましょう。

- **カパ**：早起きしましょう。理想の起床時間は午前6時ごろです。必要に応じていくつかの目覚まし時計をセットし、寝室のあらゆる場所に置いてください。そうするとアラームを止めるためにいやでも起き上がらなくてはなりませんから。朝の激しい運動が効果的です。日中は活動を続け、長時間座ってはいけません。夕食は軽くし、炭水化物などの重い食事は避けてください。

● エクササイズ

夜のフットマッサージ

　フットマッサージは、ドーシャのバランスを整える効果があるとされています。マティーニ・スリーパーのようなカパ・タイプでも、これを行うことでよりよい眠りを期待できます。また、足の裏のオイルマッサージは、ヴァータを落ち着かせ、心を鎮め、活発な精神の働きを緩めるのに効果的です。

1 　フットマッサージのために居心地のよい雰囲気をつくります。キャンドルを灯したり、リラックスできる音楽を流したりしましょう。

2 　少量のマッサージオイル（できればココナツオイル）を温め、親指で円を描くように動かして足の裏をゆっくりとマッサージします。これを10分間、またはオイルがしっかり肌に浸透するまで続けます。時間をかけて、いつもは意識しないあなたの体の内側を感じましょう。マッサージをしながら自分の愛する人や好きなものなどを思い浮かべましょう。それが瞑想のかわりになります。

3 　終わったら、暖かい綿の靴下を履き、ベッドに入り、赤ちゃんのようにぐっすり眠るための準備をしましょう。

第 4 章

安心と睡眠

わたしの人生の使命は、
たんに
生き残ることではなく、
生き栄えることです。
それも、情熱、思いやり、
ユーモア、品格をもって
——マヤ・アンジェロウ

神経が張り詰めているという感覚

　今朝目覚めたとき、あなたはどんな気分でしたか。その日1日を楽しみに、笑顔で目覚めることができましたか。それとも、やること、やったほうがいいこと、やらなければならないことを考えてそわそわしていましたか。

　目が覚めてすぐにスマートフォンを手にとって、メールの受信トレイを見ませんでしたか。お腹の痛みはありませんでしたか。朝食を抜いて、コーヒーや紅茶を飲みませんでしたか。急速に進む世界のなかで、多くの人はサバイバルモードで生活しています。常に未来を生き、いまこの瞬間を味わったり、楽しんだりすることができないでいるのです。

神経系を理解する

　わたしたちの神経系は、安全に生存していくためにじつにうまく設計されています。状況に応じて必要に応じて生き残るために脅威と戦い、そうでないときはリラックスして人生を楽しく平穏に生き、繁栄できるよう手助けをしてくれます。

　自律神経は、「戦うか逃げるか反応」と呼ばれる交感神経系（SNS）と、休息・修復・治癒・睡眠をつかさどる副交感神経系（PNS）に分かれています。不安や恐れを感じるとSNSが優位になり、安全や平和や幸せを感じるとPNSが優位になります。PNSが優位になると深く眠ることができます。

　言い換えれば、サバイバルモードで生活しながら熟睡することは不可能だということです。これは、人間が狩猟・採集民族として自然のなかで暮らしていたころから持っていた生理反応ともいえますが、現代社会で役に立つことはほとんどないでしょう。

安心を感じ、深く眠る

　安心を感じたとき、サトヴィック睡眠がおとずれます。ところで、安心を感じるとはどういうことでしょうか。それは、身の回りで起こっている出来事に関係なく、神経系が安定し、心から安心できている状態をさしています。わたしたちの生きる現代社会では世界は安全でないと感じるような情報であふれていますから、よく眠れないのも当然だといえるでしょう。

　したがって、深い眠りにつくには、自分の内面に安全な場所をつくり、神経系をサバイバルモードからセーフティーモードに切り替えるようにライフスタイルを見直す必要があります。

安心を感じるためのステップ

　安心を感じるための最初のステップは、呼吸です。わたしたちは平均して１日に２万～２万5000回呼吸していますが、ほとんどは無意識のうちにしています。サバイバルモードで生活している人は、往々にして浅くて非効率的な呼吸になっています。呼吸がストレスや神経の興奮を引き起こし、首の痛みや肩こり、頭痛や不眠をもたらしていることもあります。

　呼吸の仕方も、自律神経系と関係しています。不安な気持ちから胸で速くて浅い呼吸をしている人はSNSが優位になっている可能性があります。そんなときは、リラックスしてお腹からゆっくりと深呼吸すると、横隔膜を通っている迷走神経が活性化され、PNSが優位になります。

　言い換えれば、呼吸をコントロールすることによって生存モードにも安全モードにも入ることができるのです。睡眠の質を変えたいのなら、はじめの一歩が肝心です。意識することは自分の人生に責任を負うための最初のステップとなります。そしてその責任を負おうとするとき、わたしたちは異なる選択をするかもしれません。

呼吸の認識

1 まず、この本を置いて呼吸に集中しましょう。本を
  読みながら息を止めていませんでしたか。逆に呼吸
  についての話を読みながら自分の呼吸を意識してい
  ましたか。

2 左手を胸のすぐ上に置き、右手をおへそのすぐ上に
  置きます。呼吸しながら、あなたの手がどのように
  動いているかに注意を向けてください。それだけで
  す。いまの呼吸を変えようとしないでください。自
  然に呼吸を続け、そこに意識を向けてみましょう。

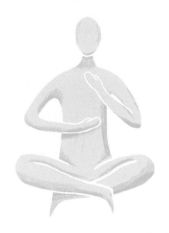

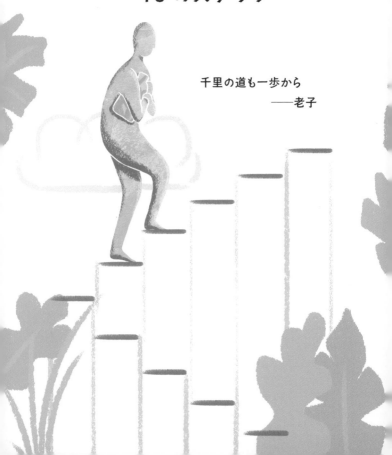

第 5 章

ぐっすり眠るための
10 のステップ

千里の道も一歩から
——老子

ぐっすり眠るためのアドバイス

　この章では眠り方を大きく変える10のステップを紹介します。この方法はわたしが診てきた何千人もの人たち、そしてわたし自身が試して実際に効果があったものです。今日からやってみてください。睡眠剤を使用している場合はすぐに服用をやめなくてもかまいません。7〜10日で睡眠の違いに気づくはずです。さらによい睡眠習慣をつけるためには、21〜28日間続けるといいでしょう。

1　起床後、30分以内に朝食をとる。

2　カフェインの摂取量を減らす。

3　たくさん水を飲む。

4　早く寝る。

5　睡眠時間を測らない。

6　電子機器から離れる。

7　寝室に聖域をつくる。

8　体を動かす。

9　心配ごとを手放す。

10　自然とつながる。

1 起床後、30分以内に朝食をとる

　目を覚ましてからすぐに活動するときは、朝食を必ずとりましょう。アーモンド8粒とデーツ（ナツメヤシの実）2つだけでも、新陳代謝を促し、血糖値を安定させる効果があります。起き上がってから30分以内に何かを食べるだけで、体がサバイバルモードに入ろうとするのを防いでセーフティーモードに入ることができます。

　この習慣を続けていくと代謝システムが反応するようになりあなたは空腹で目を覚ますようになるでしょう。そうしたら、少しずつ朝食の量を増やしていき、さまざまな種類の朝食を楽しめるようになるはずです。次のような食事から試してみてください。

● オーツ麦、ココナツミルクまたはアーモンドミルク、チアシード、フルーツ、プロテインパウダー、またはアーモンドパウダーなどでつくられた少量のスムージー
● ナッツバターを添えたトースト
● 少量のナッツとフルーツ
● ゆで卵

2 カフェインの摂取量を減らす

カフェインにはアドレナリンによく似た性質があり、PNS（46ページを参照）を抑制し睡眠モードをオフにして、興奮状態を維持させる働きがあります。

不眠症に苦しんでいる人は、カフェインを摂取しないか1日あたり300㎎未満に抑えることを目指してください。目安として、インスタントコーヒー1杯には約80㎎のカフェインが含まれていることを覚えておくといいでしょう。

カフェインの半減期（血中のカフェインのレベルが50％低下するまでにかかる時間）は5時間。つまり、午後5時にコーヒーやお茶を飲んでも、午後10時には体内にまだ半量のカフェインが残っていることになるため、午後3時以降のカフェインの摂取は避けるのが賢明です。

日々の忙しい生活に追われてサバイバルモードが全開になっている人たちは、食べることよりも、カフェインを摂取することを優先しがちです。少量でもいいので朝食をとること、そして食べるまではカフェインをとらないことで疲労サイクルから抜け出すことができるでしょう。

3 たくさん水を飲む

　人の体の70〜80％は水分でできているため、質のよい睡眠をとるには生化学的な見地からも水分を十分にとる必要があります。睡眠中の水分量が足りないと、夜中に脱水症状になり、寝汗の原因にもなります。理想としては、1日あたり1.5〜2リットルの水を飲むといいでしょう。ハーブティー、野菜ジュース、フルーツジュースでも代替できますが、利尿効果のあるアルコールやカフェインが入った飲みものは控えてください（これらの飲みものは摂取した量よりも多くの水分を排出させる作用があります）。飲料水をボトルに入れて持ち歩く習慣を身につけ、気がついたときに水分をとるようにしましょう。ハーブや生姜やフルーツを加えるとアクセントになります。

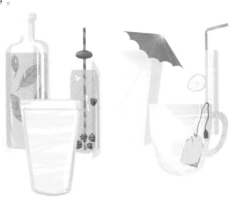

4 早く寝る

重要なのは、よく休み、エネルギーを回復させる時間を確保することです。中国伝統医学（20ページを参照）では、ストレスを解消し、アドレナリンを抑え、免疫システムのバランスを整え、熟睡に向けて体を整えるのに最適な時間は午前0時より前だといわれています。

午後9時から9時30分までのあいだに、リラックスして体を休める準備をはじめましょう。その時間にベッドに入る必要はありませんが、電子機器から離れ、過度な刺激を避け、テレビのニュース番組は見ないようにしましょう。その代わりに、ほっとしたり前向きな気持ちになったりできるような本を読むようにしてください。可能であればストレスの多い会話は避けてください。

こうした準備の目的は、「セイフティゾーン」に入って穏やかさや静けさを感じ、深い眠りを受け入れる状態になることです。週に4回これを行うことができれば、あなたの体調と活力に大きな変化が出てくることに気がつくでしょう。

5 睡眠時間を測らない

　夜中に目覚めるのは、よくあることです。何時に起きてしまったとか、何時間眠ったとか眠っていないとかいうことに過剰にこだわってはいけません。そんなことをしても何の役にも立たないからです。時計をベッドから見えない位置に置き、夜中に目が覚めたときは時間を見ないようにしましょう。

　睡眠アプリなどのツールは必ずしも正確ではなく、睡眠に不安を抱く原因にもつながるので注意してください。いずれにしても、睡眠時間を測ることで不安になるのであれば、やめましょう。

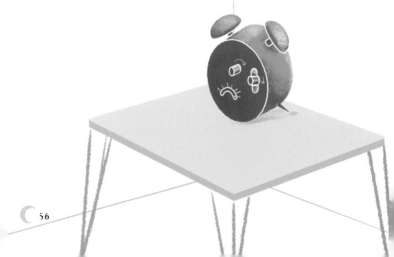

6　電子機器から離れる

　電子機器をシャットダウンする時間を決め、就寝の1時間前にはさわらないようにしましょう。寝室にスマートフォンを置いたり、ベッドの上でテレビを見たりしないでください。夜中に目覚めたときに（それ自体は悪いことではありません）、スマートフォンを見たり、メールをチェックしたりするのもやめましょう。

　日中においても定期的に電子機器から離れることは大切です（理想としては、90分ごとに数分間、電子機器から離れましょう）。そうすれば、あなたの神経系は落ち着きと安定を取り戻し、頭がすっきりします。そうすると脳が日中に行う情報の仕分け作業がはかどり、夜の作業が減るため睡眠の質が上がるでしょう。

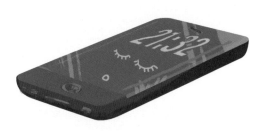

7 寝室に聖域をつくる

寝室で立ったまま深呼吸をしてみましょう。どんなふうに感じますか。どんなにおいがしますか。部屋は整理されていますか、散らかっていますか。落ち着きますか、居心地が悪いですか。ベッドは気に入っていますか。マットレスは快適ですか。その寝室でゆったりしたりほっとしたりできますか。1日の疲れをとるのに最適な部屋ですか。そこにいて落ち着かなかったり、不安になったり、緊張したりしませんか。

寝室は、静かで穏やかなオアシスでなければなりません。そのためには、部屋の雰囲気や音やにおいにも細心の注意を払う必要があります。あなたの寝室を居心地のいい場所に変えるには、以下のことを試してみてください。

● ベッドリネンとカーテンは、柔らかい素材のもの、またリラックスできる色を選びましょう。
● 同じマットレスを7年以上使っている場合は、新しいマットレスの購入を検討してください。
● ベッドサイドテーブルには、あなたにとって特別なものを置いてください。

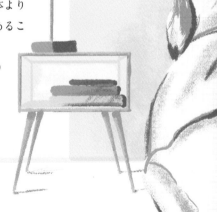

- 寝る前に、ラベンダー、イランイラン、カモミールなどのリラックスできるエッセンシャルオイルを寝具に振りかけます。

- 神経を刺激しない音を出すホワイトノイズマシンなどを利用し、眠りを妨げるようなノイズを遮断します。

- 寝室にスマートフォンやそのほかの電子機器、また充電器は置かないようにしましょう。

- 寝室は常に涼しく保ち、換気してください。よい眠りにつくには、頭部が体よりもほんの少し低温であることが理想的です。

- 調節可能な照明を取り付けましょう。

8 体を動かす

運動は、眠気を促進し、メラトニンをより効果的に機能させるアデノシンを生成します。

激しい運動を長時間行う必要はありません。1時間ごとに立ち上がって動くだけでいいのです。

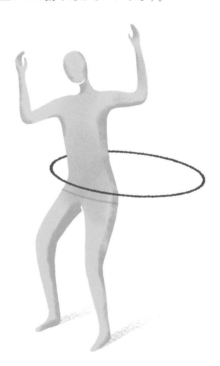

毎日の生活に定期的な運動を取り入れるためのちょっとしたコツをいくつか紹介します。

●足を腰幅に広げて立ってください。お腹に力を入れ、背筋を伸ばします。肩の力を抜いて深く呼吸し、腕を広げて上に伸ばしましょう。
●座った姿勢で膝の方に体を折り曲げ、腰と肩を伸ばします。腕全体の力を抜いて体側にだらんとさせます。
●叫ぶときのようにできるだけ大きく口を開けながら舌を突き出します。目を大きく見開いて、眼球をまず時計回りに、次に反時計回りに回転させます。
●もっと運動したい場合は、ジャグリングボールやフラフープなども使ってみてください。

　日中、体を動かす回数が多いほど、夜、深い眠りに入りやすくなります。

9 心配ごとを手放す

寝る前に1日の心配ごとを手放すことができれば、睡眠の質はより上がるでしょう。

人生には簡単に解決できない悩みごとはつきものです。思春期の子どもとの対立や年老いた親の心配など、きりがありません。でもひとたび枕に頭を載せたらそれらすべてを手放し、自分を回復させることに専念しましょう。

心配ごとを手放す方法を紹介します。

- 仕事を終えたあと、または遅くても就寝する前に、その日、気に懸かったことをリストにして書き出しましょう。夜中の2時にふと目が覚めてパニックにならないように、頭のなかから心配ごとを取り出しておくことが大切です。
- 夜中、突然やらなければならないことを思い出したときに備えて、ベッドサイドテーブルにノートを置いておきます。
- 気に懸かることは日記に書き出していったん外に出しましょう。

●以下のステップでクシェーパナ・ムードラ（手のヨ
ガ）をつくり、座って瞑想し、心配ごとをできるだけ
遠くに追いやりましょう。

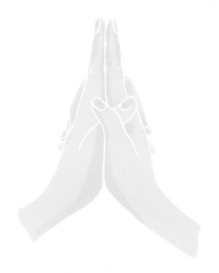

1　まず両手を組み合わせて指をからませます。次に人
　差し指だけを離し、それを合わせて上を向かせま
　す。腕をまっすぐ伸ばし、その手を心臓の前または
　頭の上に置きます。
2　目を閉じるか、焦点を一点に合わせ、お腹で深く呼
　吸しながら3〜5分、形を保ちます。

10 自然とつながる

　ある研究によると、自然のなか、とりわけ緑地や水辺、森などで過ごすことは、セロトニン、オキシトシン、メラトニンのバランスを整えるのに役立つそうです。これらのホルモンは気分高揚、幸福感の増加、質のよい睡眠に不可欠です。

　大地とのつながりを回復するには、以下のことを試してみてください。夜寝る前に行うとより効果的ですが、足が汚れるので注意しましょう。

1　湿った土や草、砂の上に素足で立ち、両足を腰の幅に広げてください。地面が乾燥している場合は、じょうろなどで足に水をかけます。
2　膝を少し曲げて力を抜き、足が地面に広がっていくのを感じます。つま先を持ち上げたり、地面に戻したりして動かしましょう。
3　深く息を吸い、その呼吸をお腹に送り、足から吐き出すイメージで吐き出しましょう。呼吸とともに足から根っこが地面に伸びていくと想像してみてください。呼吸を続け、その根をより深く地中に送って

いきます。根はどんどん強くなり、太くなっていきます。そのイメージに色を塗っていきましょう。

4　息を吸うとき、足の根から体中に癒やしのエネルギーが吸い上げられていると想像してみてください。この癒やしのエネルギーは、その日のイライラを洗い流してくれます。あなたのなかで詰まっている古いエネルギーを追い出しましょう。

5　もし気が向けば少し動きを取り入れてみてください。足をしっかりと踏ん張って地面に根付かせたまま、体を揺らすなどしてみましょう。これを3〜5分間行います。

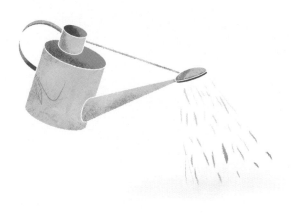

第 6 章

上質な眠りのための
エクササイズ

体は存在という名の海の浜辺である
——作者不明

睡眠は頭ではなく体で

　わたしたちは、日々の時間の多くを考えごとに費やしています。寝床に入ってもずっとその日1日を振り返って、ああ言えばよかった、ああしたらよかった、あるいはあんなこと言わなければよかった、やるべきではなかった、明日はこうしようなどとあれこれ考え続けてしまいます。そうしているときわたしたちは自分の体に意識が向いていないのです。

　夜、ベッドに入るときに不快感を覚える人もいます。うとうとして眠りに落ちようというそのとき、ビクッとする感覚とともに目覚めてしまいます。人によってはかなり極端に出る場合もあります。これは「ジャーキング」と呼ばれる筋肉の痙攣です。

　日中あったことにひきずられているわたしたちの意識を穏やかに体に戻すにはどうすればよいのでしょうか。この章ではそのための練習をいくつかご紹介します。

呼吸の意識

　このエクササイズは、少なくとも1日に1回は行うようにしてください。理想としては、起床してすぐ、日中に数回、夜眠りにつくときに行うといいでしょう。毎回座って行う必要はありません。呼吸に意識を向けるだけでいいのです。夜中に目覚めてしまったときにもやってみてください。この簡単な方法で楽に休息モードに入ることができます。

1　椅子に座るか、床にあぐらをかいて座り、目を閉じてください。

2　その状態でどんなことに気づきますか。周りから聞こえてくる音、体の感覚、頭に浮かんでくる考えなどに意識を向けてください。そして呼吸にも意識を向けましょう。そのまま呼吸を続けてください。体を楽にします。無理に何かを変えようとする必要はありません。自分にとって自然な呼吸のペースに従ってください。

3　さあ、あなたの呼吸に呼び掛けてみましょう。まず、静かに息を大きく吸いながら、そっと「吸う」とささやきます。次に息を吐きながら、「吐く」とささ

やきます。まるで赤ちゃんを寝かしつけているとき
のようにやさしく柔らかい声で。

4 5～10分間、座りながらこれをつづけます。

　自分の呼吸を意識すればするほど、その呼吸はあなた
の生活の一部になっていきます。最終的には、あなたは
意識的に呼吸をする必要さえなくなるかもしれません。
呼吸それ自体にまかせられるようになれば、自然とサト
ヴィック睡眠ができるようになるでしょう。

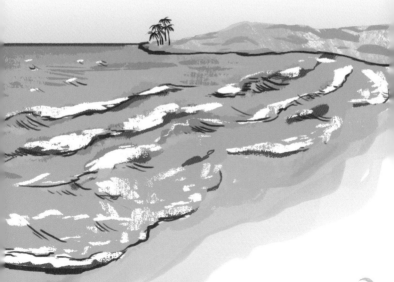

心を感じる

忙しい1日の最後に意識を自分の体の中に戻すために
もっとも効果的な方法は、心の力を感じることです。心
の力は、感謝の気持ちを感じるとさらに強くなります。

1 静かな場所で座るか、横になりましょう。愛する人
や、心から感謝している人をイメージしてくださ
い。今日出会ったばかりの人、しばらく会っていな
い人、あるいは亡くなった人かもしれません。

2 その人があなたの前に立っていると想像してみて
ください。その人の目を見て、「ありがとう。わた
しはあなたを愛しています。わたしと出会ってくれ
てありがとう」と言います。

3 その人への愛と感謝を感じながら、自分の心臓部に
送り込むように息を吸い込んでみてください。心臓
の中心から放たれる美しい光を想像してみましょ
う。それはどんな色をしていますか。光があなたの
胸部、そして全身を満たすまで、明るく広がってい
くイメージを思い描いてください。

4 次に、この光を愛する人に分け与えましょう。光を
さらに広げ、あなたが愛するすべての人に送ってく

ださい。また、この光はあなたに負の感情やストレスを与える人たちにも送ることができます。あなたの光は彼らにとりわけよい影響を与えるはずです。

5　最後に、あなたの光を世界中に送りましょう。光が地球全体を取り囲み、すべての人に愛と癒やしをもたらすと想像してみてください。あなたの心から放たれるこの美しい光のなかで、全神経をリラックスさせましょう。

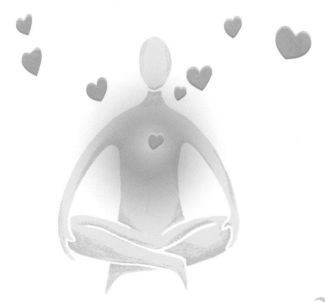

ヨガニードラ

「眠りのヨガ」とも呼ばれるヨガニードラは、エネルギーを十分に補充し体を回復させる効果があります。このエクササイズは、日中に10〜15分間行ってください。就寝前に行うと深い眠りにつくことができます。

1　床やベッドに横になってリラックスし、全身の力を抜きます。呼吸に意識を向け、ゆっくりと息を吸い、吐きましょう。

2　自分の心に集中し、リラックスできる場所を見つけましょう。その過程で愛する人や感謝している人のことを考えたり、自分を守ってくれる人、安心させてくれる人に愛を送ったりしてみてください。

3　さらに深く集中し、あなたの心のもっとも深い部分に目を向けます。あなたが心から望んでいることは何ですか。なりたい自分やしたいことを思い描き、自分自身への誓いをつくりましょう。これをサンスクリット語で「サンカルパ」といいます。それを前向きな言葉で、すでにかなえられていることのように現在形の文章にして唱えます。たとえば、「わたしは安らぎと平和のなかで穏やかな人生を送って

います。わたしはリラックスしています」「わたし
は安心を感じています。すべてが順調です」という
ように。

4 あなたの意識が体を通り抜けていくのを感じてく
ださい。どこかに詰まりを感じたら、その部分に息
を吹き込んで緩めましょう。顔、眉間、頬、顎の力
を抜き、舌、肩、お腹もリラックスさせ、緩めましょ
う。

5 ふたたび呼吸に意識を戻します。自然な呼吸のリズ
ムに注意を向けてください。息を吐きながら、空気
が体のなかを下に向かって通過し、緊張、恐れ、心
配、不安を足から地面に押し流すようなイメージで
す。息を吸うときには、新しい波が全身を通って湧
き上がってくると想像してみてください。この波が
すべての臓器、筋肉、細胞に、安らぎ、静けさ、安
心感をもたらします。穏やかな感覚に身を任せま
しょう。

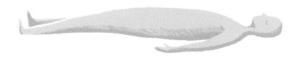

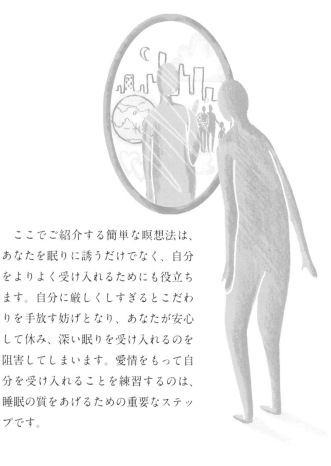

エクササイズ

自分を受け入れるための瞑想

　ここでご紹介する簡単な瞑想法は、あなたを眠りに誘うだけでなく、自分をよりよく受け入れるためにも役立ちます。自分に厳しくしすぎるとこだわりを手放す妨げとなり、あなたが安心して休み、深い眠りを受け入れるのを阻害してしまいます。愛情をもって自分を受け入れることを練習するのは、睡眠の質をあげるための重要なステップです。

1 ベッドに横になってリラックスしてください。全身の力を抜き、寝具の香りや触り心地を楽しみましょう。

2 目を閉じて、呼吸に意識を向けてください。自然な呼吸のリズムを感じます。

3 自分の足に意識を向け、次のように言ってみましょう。

わたしの右足が大好きです。

わたしのつま先が大好きです。

わたしの右足の甲が大好きです。

わたしの右足首が大好きです。

わたしの左足が大好きです。

4 これを体の下から上まで順番に、体中に愛を送りながら続けます。赤ちゃんと話しているときのように、ゆっくり、穏やかに行いましょう。急ぐ必要はありません。眠りから目覚めたときにまた同じように足元から順番に行ってみましょう。

第 7 章

あなたにとって本当に
大切なことは？

眠ることは、信仰にもとづく行為である
——バーバラ・グリッツィ・ハリスン

気持ちよく、深く眠る

　本を読んだり、愛する人のために何かをしてあげたりするなど、わたしたちが心から望んだことをしているとき、体内ではオキシトシンやセロトニンといった「幸せホルモン」が分泌されます。わたしたちが信念や信頼をもとに人生を送ることを可能にするホルモンです。これらのホルモンは、わたしたちに安心感を与えてくれます。安心しているときわたしたちはより深く眠ることができます。

　オキシトシンの分泌量を増やしてくれる簡単で確実な方法を紹介します。

- あなたの気持ちを表現しましょう。
- マッサージをしましょう。
- 誰かとハグをしましょう。
- ペットを撫でてみましょう。
- 誰かのために親切な行いをしましょう。
- 祈りましょう。

大切なことに集中する

　日々の生活に余裕があるときにやりたいことに取り組むのは比較的簡単ですが、忙しい日々を送っているときには難しいものです。でも、そんなときこそ、本当に大切なことを思い出すチャンスです。難しく考える必要はありません。お気に入りのマグカップで紅茶を飲みながら5分間の空想にふけったり、好きな音楽をかけて誰も見ていないところで踊ったり、そんなことでもいいのです。

　どんなにささいなことでもいいので、毎日、自分にとって大事に思えることをしてみてください。なんとなくスマートフォンを見たり、ネットサーフィンをしたりしたくなったときにはいったん手を止めて、自分が心から楽しめることをしてみましょう。

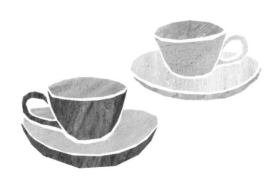

● エクササイズ

「夢中になっている」瞬間

　日中、あなたの好奇心が刺激されればされるほど、夜の眠りは深くなります。このエクササイズを利用して、あなたが夢中になっている瞬間を見つけましょう。

1　静かな場所を探して、キャンドルに火をつけましょう。ノートとペンを横に置いてください。

2　静かに座り、目を閉じて、自分の心に耳を傾けます。何の憂いもなく最高の幸せを感じた瞬間を思い出しましょう（ほんの一瞬のことでもかまいません）。そのとき、あなたは何をしていましたか。

3　記憶にある上記のような瞬間を、できるだけ多く思い出しましょう。そしてそれをノートに書き留めます。

4　ノートに書き留めたことをなるべくたくさん再現しましょう。自分と約束してください。いつならできるでしょうか。どうやったら実現できるでしょうか。実際に計画を立ててみましょう。

夢日記をつける

　眠っているときに見る夢には、あなたが本当にしたいことや気になっていることが反映されていることがあります。ベッドサイドテーブルにノートとペンを置いて、朝、起きたらすぐに夢を書き留めることを習慣にしてみましょう。意識の流れの記録としてこれを行ってください。夢で見たことを書いていくと、だんだんはっきりと思い出せるようになり、その意味を理解できるようになってきます。すぐには理解できなくても、1日を過ごすうちに、偶然の出来事やふとした会話から夢を理解するきっかけを得られることがあります。

　夢について考察すれば、人生が大きく変わる可能性もあります。より多くのチャンスと出会い、思い切ったことをする決心をするときに、より深い確信と内なる導きを頼りにすることができるのです。そのためにはまず、夢に関する深い知識と自分の心の声を知ることが必要です。

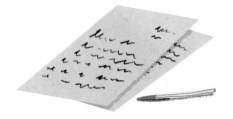

● エクササイズ

あなたの内なるナビをオンにする

わたしたち誰もが、より正しい方向に進むための選択をするよう自分を導いてくれるシステムを持っています。わたしはこれを「内なるナビ」と呼んでいます。これはわたしたち一人ひとりの価値観で構築されています。それは自分にとって譲れないものであり、日常のどんなに小さな選択をも左右します。

ある程度まとまった時間がとれるときに次のエクササイズをしてみてください。思ったことを書き出せるよう、ノートとペンを用意して行いましょう。

1　あなたはどんなふうに人生を送りたいですか。キーワードをいくつか書き出してください。

2　1日に数回、そのキーワードを繰り返すことを、21日間続けましょう。それらの言葉が自分の選択に与える影響について感じてみてください。

3　あなたが何に対して「イエス」と言い、「ノー」と言っているかに意識を向けてみてください。そうすれば、眠りの変化にも気づくはずです。

第 8 章

人生のサイクルと睡眠

わたしは眠ることが大好きだ。
起きているときにはろくなことが起きないからね
——アーネスト・ヘミングウェイ

人生の変化に適応する

嵐のなか、強風に吹かれて折れ曲がる木の枝のように、わたしたちも人生の変化に適応し、柔軟に対応すべきときがあります。変わらないものなどないのです。わたしたちは絶えず成長し、前進しています。そしてそれは、睡眠とわたしたち自身の関係性も同じです。

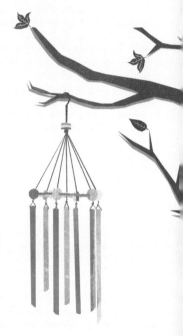

わたしたちは、年をとるにつれて変わります。体の生理機能が変化し、自分をとりまく環境も変わるからです。重要なのは、常に大切なことに目を向け、自分自身の心と向き合い、体の声とその変化していくニーズに耳を傾け、柔軟に対応すること、そして夜は上質な睡眠をとり続けることです。

妊娠中の睡眠

　妊娠中の母体の生理機能は、赤ちゃんの成長とともに変化します。ホルモンの変化、吐き気や倦怠感、胸焼け、気分のむらや不安感などは睡眠にも影響します。とくに妊娠第3期には、腹部や骨盤が圧迫されるため、身体的な不快感を覚えることもあるでしょう。また、妊娠中の体は赤ちゃんの睡眠パターンに合わせようとするので、いつもより頻繁に目覚めてしまったり、眠りが浅くなったりします。やけにリアルな夢や奇妙な夢を見ることもあるでしょう。

　母体の変化は胎児の発育にとって不可欠ですが、アーユルヴェーダでは、できる限り純粋なサトヴィック生活を送ることで母体の不快感を最小限に抑えられるとされています。そのためには、よい睡眠習慣を維持し、適度に運動し、頻繁に少しずつ食事をとり、食べ過ぎ、精製された砂糖やカフェインの摂取を避け、十分な水分をとることが大切です。

　胎児の睡眠サイクルに気をつけていれば、母体がいつ活動し、休むべきなのかを知ることができます。普段の昼寝を練習するいいチャンスです。どうしても眠れない

場合は、体を休ませることに集中しましょう。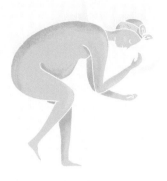

　妊娠中の女性は、妊娠していない女性に比べてはるかに柔軟に睡眠の変化に対応することができます。妊娠時に活性化しやすいホルモンのなかでも、オキシトシンの量が増えると、いままで述べてきたような変化に対応する力が強化され、より楽観的になり、自分の体に起きている驚くべき変化を受け入れられるようになります。

　昔から、妊婦は同じようなことに悩まされてきました。たとえば、「わたしに出産なんてできるのかしら？」「赤ちゃんをかわいがることができるかしら？」「母親としてやるべきことがわかっているかしら？」などなど。でも、忘れてはなりません。わたしたちのDNAには、何世紀にもわたって、母性という驚くほど強い遺伝子が組み込まれているということを。母なる地球とつながりましょう（86ページを参照）。呼吸をするとき大きく息をして信じる気持ちを体にみなぎらせましょう。息を吐くときはあなたのなかにある恐れを吐き出しましょう。

母なる地球の瞑想

　このエクササイズは、自分自身への信頼を深めてくれるものです。あなたが妊娠中ならあなたと赤ちゃんとのつながりを深めてくれます。夜、眠れないときにもぜひためしてみてください。

1　枕やクッションを使って座るか横になり、リラックスしましょう。キャンドルを灯したり、お気に入りの音楽をかけたりしてもよいでしょう。

2　目を閉じて、自然な呼吸のリズムに耳を傾けましょう。

3　息を吐くときに、母なる地球の中心まで根をはるようなイメージを思い描きます。そのイメージに色を塗り、根をより強く、太くしていきましょう。

4　息を吸うときに、美しい母なる地球の光があなたのはった根を通ってあなたの体に届くことをイメージしてください。好きな色をつけてみましょう。この光はあなたの全身にいきわたり、あなた（と赤ちゃん）を包みこみます。この光は太古から続く母親の英知があなたの全身の細胞を満たし、あなたを守ってくれるバリアとなります。

子どもと睡眠

　子どもを寝かしつけるには、まず、子どもたちを安心させなくてはなりません。彼らの豊かな想像力は、その日の出来事によっては恐ろしいモンスターを生み出すこともあり、それは子どもたちの睡眠を妨げる悪夢や夜驚症につながる可能性もあります。また、睡眠中の子どもの歯ぎしりは、感情をうまく表現できないことへの欲求不満と関係しているともいわれます。

　生まれつき寝付きのよい子もいますが、極度に敏感な子もいます。ほとんどの子どもはその両極端のあいだにいます。どんな子にもよりよい睡眠習慣をつけてあげましょう。

　子どもたちに自分の気持ちを自由に表現させることも大切です。心配なことがあるようなら、それを口に出して話したりノートに書いたり、絵を描いたりして表現させるといいでしょう。重要なのは、子どもたちの睡眠を妨げかねない不安を吐き出させてあげることです。子どもは寝る前に話をしたがるものですが、こうした話はできれば日中に聞くのが理想的です。

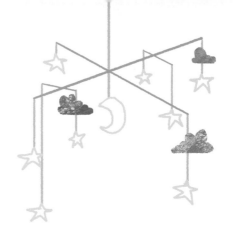

● エクササイズ

寝る前のお話

1 子どもたちをベッドに入れたら、その日に起こった
   すばらしい出来事をできるだけ多く一緒に考えて
   あげましょう。

2 子どもたちが話しはじめるきっかけをつくるとい
   いかもしれません。大きな出来事を探そうとするの
   ではなく、むしろ小さな出来事を思い出せるように
   助けてあげてください。たとえば、おひさまが輝い
   ていたとか、先生や友だちに言われたことなどで
   す。あまりいいことがなかった日だったとしても何
   かよかったことを見つける手助けをしましょう。

睡眠と更年期

女性は、閉経前後の更年期に入ると、ホルモンのバランスが崩れ、体のほてりや不眠症などの不快な症状が出ることがあります。こうした時期にはセルフケアに注意を払い、中国伝統医学（中医）やアーユルヴェーダを活用することでより楽に乗り切ることができます。

なかでもハーブ療法と鍼治療は、更年期障害に効果的で、副作用も少ない治療法です。あなたに合った治療をしてくれる中医師を見つけることをおすすめします。

アーユルヴェーダでは、更年期障害はピッタ（活動的なドーシャ）からヴァータ（穏やかなドーシャ）への移行によるものだと考えられています。体を休め、正しい食事をとり、自分自身に優しいライフスタイルを選ぶことが大切です。ホルモンのバランスを崩してしまうピッタ要素の強い食品（唐辛子、カフェイン、アルコールなど）は避け、カルダモンやフェンネルなど、気持ちを落ち着かせる効果のあるスパイ

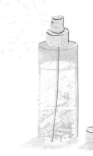

スを使ったものを食べるといいでしょう。

　本当に自分が必要としているものは何なのか、心と体に耳を傾けましょう。ペパーミントなどの冷却効果のあるアロマセラピーオイルを使って、夜間の体のほてりを解消しましょう。日中の短い仮眠でも使ってみてください。定期的に母なる地球とつながり、自分の体が人生のこの時期を乗り越えるために必要なすべての知恵を持っていることを思い出してください。

パートナーとの睡眠

　ベッドをほかの人と共有するのは、親密度をあげるもっとも素晴らしい方法の1つですが、同時に、もっともイライラする方法でもあります。誰かが隣で寝ていることでなかなか寝付けない人がたくさんいます。あなたが小さな物音でもすぐに起きてしまうようなセンシティブ・スリー

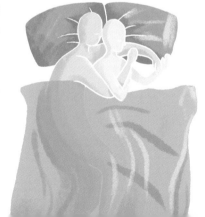

パーで、相手がいつでもどこでも眠れるマティーニ・ス
リーパー（37ページを参照）である場合は、とくにこの問題
に悩まされるでしょう。

　パートナーとの睡眠環境を緩和するのに役立つことを
紹介します。

- 部屋に入れられる最大のサイズのベッドを購入しま
  しょう。お互いの動きが気にならないようなつくりの
  ものが理想的です。
- 古いマットレスは弾力性や衝撃緩和の性能が失われる
  ため、7年ごとに交換してください。
- 心地よい微音を発するホワイトノイズマシンを部屋に
  置くと、相手のいびきや鼻息の音が緩和されます。
- 水分をよくとり、アルコールの摂取量を減らしましょ
  う。
- 定期的に運動し、呼吸気道を鍛え、健康的な体重を維
  持しましょう。
- その日の疲れのレベルや次の日の予定によっては、
  別々に寝るのもいいかもしれません。パートナーと計
  画を立てましょう。

旅と時差ぼけ

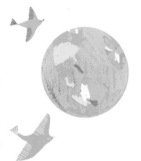

　飛行機や電車、車で旅をすると、あなたの体はふだんよりも速く移動することになります。この高速移動は、あなたの心と体を不安定にし、頭をぼーっとさせます。また、生活のペースが崩れるため、体内時計が乱れます。その結果、ヴァータのドーシャ（40ページを参照）を悪化させ、脱水症状、不眠、消化不良、意識障害、時差ぼけが引き起こされるのです。

　移動中の時差ぼけ対策を紹介します。

- 水分をよくとり、カフェインとアルコールを控えましょう。
- 食事は軽くしましょう。もし必要なければ、テーブルや膝の上に「食事はいりません」のメッセージカードを置いておくといいかもしれません。
- 移動中にやるべき仕事を終えたら、パソコンや書類を片付けて、音楽を聴いたり、本を読んだりして機内エ

ンターテインメントを楽しみます。映画を見ながら居眠りしないでください。もし疲れている場合は、画面のスイッチを切り、休む準備をしましょう。

● 定期的に立ち上がって機内を移動してください。

● アロマセラピーオイルを使用するのもいいでしょう。精神の働きを安定させるラベンダーや、呼吸を楽にしてくれるユーカリの香りがおすすめです。

● 飛行機が離着陸するときは目を閉じて、深い呼吸とともに瞑想をしましょう。自然な呼吸のリズムに集中し、息を吐きながら、深く根を下ろし、自分を地球の中心につなぎとめることを想像してみてください。

● アイマスクや耳栓の使用も効果的です。

現地に到着したあとの時差ぼけ対策も紹介します。

● どれだけ眠くても、昼寝はがまんしてください。現地の時間に体を慣れさせるためです。

● 軽く食事をとり、水分を十分に補給しましょう。

● できるだけ体を動かしましょう。できれば屋外の自然のある場所を選んでください。

● 睡眠剤の服用は控えましょう。眠ることよりも体を休めることのほうが大切です。

むすびに

　本書の執筆中に、わたしの身に不思議なことが起こりました。毎晩午前３時に目を覚まし、鳥のさえずりを聞いてから再び深い眠りにつくことができたのです。いままでにないほどの深い眠りを体験しました。いまでは夜中に目を覚ますのが大好きです。なぜなら、また深く眠れることがわかっているし、そのたびに眠りに落ちる前のあの特別な瞬間を味わえるからです。

　なんて羨ましい、と思うかもしれません。でも、本文中にも書いたように、わたしもかつて睡眠障害を抱えていました。「あなたはこれからも睡眠障害に悩まされるでしょう。たぶん、そういう家系なのでしょう」と告げられたこともあります。わたしの家族に共通していた問題は睡眠不足だけではなく、疎外感や不安感でした。その解決こそが本当にわたしがやらなければならないことだったのです。わたしの癒やしの旅は、何十年もかかりましたが、なんとかわたしが心から必要としていたサトヴィック睡眠を手に入れることができました。あなたの旅は、わたしほど長くはならないでしょう。わたしが学んだ多くのことを、ここで伝えることができたのですから。

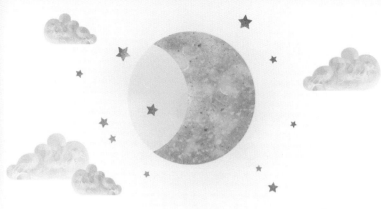

　現代に生きるわたしたちの眠りはとても不自然で、薬に頼る人も増えました。いまこそ、そんな睡眠を変えるチャンスです。

　わたしたちの体には、深く眠るために必要なものがすべて揃っています。眠るためのスイッチを入れる方法がわかればよいだけなのです。この小さな本で人間の生まれながらの能力ともいえるこの力を最大限に引き出す方法を示し、すべての人に自然な眠りをもたらすことができたらとてもうれしく思います。あなたのなかにある眠る力を、ぜひ取り戻してください。

　深い祝福とともに。

　ネリーナ・ラムラカン

謝辞

　本書の執筆を助けてくれた人たちに、永遠の感謝を送ります。賢くて美しい娘のマヤ。あなたはいつも、「痛みなしに出産はできない」ことを思い出させてくれる。揺るぎない信念を持つわたしのソウル・シスター、キャロリン・コラシンスキーとゴシア・ゴルナ。執筆活動をいつも支えてくれ、わたしの日記の整理を手伝ってくれたリサ・ルウィスーン。出版エージェントのヴァレリア・ウエルタ。わたしを見つけ、心からサポートしてくれた編集者のリアン・ブライアンと、チームを円滑にまとめてくれたポリー・ポールター、そしてチームのみんなに心から感謝します。みんな、わたしのためにすばらしい仕事をしてくれました。

愛とエネルギーでわたしをサトヴィック睡眠へと導いてくれたすべての母たちに感謝します。アナンダ・マイー、あなたはちょうどいいタイミングでわたしの前に現れてくれました。いつもわたしにほほえみを送ってくれるラクシュミーとサラスワティー、わたしを決してあきらめさせないドゥルガー。そして、亡き妹ニルヴァーナ。あなたはいつもわたしとともにあります。最後に、最愛の母。あなたのスピリットはますます強くなりつづけています。

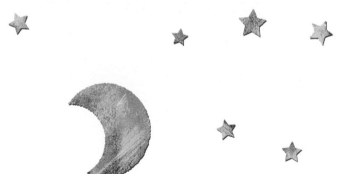

Dr. Nerina Ramlakhan

ネリーナ・ラムラカン

生理学者。睡眠セラピスト。25年以上にわたって、自然な深い眠りによる活力と再生力を引き出すための教育・啓蒙活動を続けている。多くの企業を顧客に持ち、ロンドンのナイチンゲール病院で睡眠・健康プログラムに携わる。一般向けの著書、ウェビナーも展開している。テレビやラジオ番組への出演多数。オフは登山、マラソン、瞑想、読書などを楽しむ。ロンドン在住。

上質な睡眠のための小さな本

2021年3月16日　　第1刷発行

著者	ネリーナ・ラムラカン
翻訳協力	株式会社リベル
発行者	長坂嘉昭
発行所	株式会社プレジデント社
	〒102-8641
	東京都千代田区平河町2-16-1
	電話　編集 (03) 3237-3732
	販売 (03) 3237-3731
装丁	ナカミツデザイン
印刷・製本	凸版印刷株式会社